AF373674

LA CURE DE VALS

ÉTUDE CLINIQUE

PAR

Le Docteur CHABANNES, fils

ANCIEN INTERNE DES HOPITAUX DE LYON
MÉDECIN-CONSULTANT

MARSEILLE

TYPOGRAPHIE ET LITHOGRAPHIE BARLATIER
19, Rue Venture, 19

—

1898

LA CURE DE VALS

LA CURE DE VALS

ÉTUDE CLINIQUE

PAR

Le Docteur CHABANNES, fils

Ancien interne des hopitaux de Lyon
Médecin-consultant

MARSEILLE

TYPOGRAPHIE ET LITHOGRAPHIE BARLATIER
19, Rue Venture, 19

—

1898

AVANT-PROPOS

J'ai voulu, dans ce travail, faire exclusivement œuvre de médecin.

C'est surtout au point de vue des ressources qu'elle offre pour le traitement d'un grand nombre de maladies chroniques, que notre Station est insuffisamment connue; et j'estime que l'étude des indications de la cure de Vals, constitue un chapitre de Thérapeutique, d'une utilité au moins aussi grande que beaucoup d'autres, plus classiques et plus appréciés.

Je me suis inspiré de mes observations personnelles, auxquelles une pratique de dix années apporte déjà quelque valeur; j'ai puisé, aussi, bien largement, dans les documents, les travaux et les études si nombreuses et si substantielles que mon père, véritable créateur médical de la Station de Vals, a consacrés à nos eaux.

J'avais toujours espéré, comme il l'espérait aussi, qu'il pourrait commenter lui-même, développer encore et achever ainsi son œuvre si importante. Je me berçais de l'espoir de lui servir en quelque sorte de secrétaire pour ce travail de synthèse, qui devait être le résumé de ses quarante années de pratique près la Station de Vals.

La mort cruelle est venue mettre à néant ces espérances et ces projets; et j'ai dû, tout seul, mais pénétré de son enseignement et de ses idées, et avec le sentiment que je remplissais ainsi un devoir pieux, entreprendre ce travail où, à chaque instant, je rencontre son souvenir, et je dirai même, son image.

Je prie mes confrères de prendre en considération ces circonstances, dont je suis la première et douloureuse victime, et de m'accorder toute leur indulgence.

RENSEIGNEMENTS GÉNÉRAUX

SUR

LES RESSOURCES THÉRAPEUTIQUES DE LA STATION

Nous ne voulons pas faire un chapitre spécial de l'histoire médicale de notre Station, ni relater ici les documents si intéressants, émanant de malades ou de médecins, que l'on possède, datant du commencement du xviie siècle.

Nous sortirions du cadre que nous nous sommes fixé. Il nous suffira de renvoyer le lecteur au *Traité des eaux minérales de Vals* (Dr Chabannes, 1866) et à d'autres publications ultérieures. (*Guide Vaschalde*).

Mais nous devons, très brièvement du reste, exposer la classification de nos eaux, et faire connaître en même temps les ressources thérapeutiques qui concourent avec elles, à assurer l'efficacité de la cure.

Les eaux de Vals sont des eaux minérales froides, alcalines, gazeuses.

Le bicarbonate de soude domine à ce point dans leur composition, qu'on les range dans les *bicarbonatées sodiques*.

La caractéristique des eaux de Vals, ce qui leur donne leur individualité bien spéciale, c'est la graduation de leurs éléments salins. On peut les ranger en trois groupes très distincts :

1° Sources bicarbonatées sodiques à minéralisation faible
2°　　　»　　　　　»　　　　»　　　　　»　　moyenne
3°　　　»　　　　　»　　　　»　　　　　»　　forte.

Voici un tableau présentant, comme spécimen de la minéralisation variée des eaux de Vals, quelques analyses des sources prises parmi les plus minéralisées et les moins minéralisées de chaque groupe ; le lecteur suppléera facilement, par la pensée, les minéralisations intermédiaires :

Sources alcalines à minéralisation :

	Forte	Moyenne	Faible
Bicarbonate de soude..........	7ᵍ2237	3ᵍ1735	0ᵍ895
» » potasse	0 2100	0 0140	0 0655
» » chaux...........	0 2915	0 1580	0 1414
ɔ » magnésie	0 2584	0 1286	0 1030
» » lithine	0 0190	0 200	0 0110
» » fer et manganèse	0 0220	0 0048	0 0121
Sulfate de soude..............	0 0344	0 0177	0 0509
» » potasse	0 0422	0 0210	0 0100
Chlorure de sodium...........	0 0916	0 1100	0 0826
» » potassium........	0 1156	0 1400	0 0
Silice.......................	0 1022	0 0700	0 0300
Acide carbonique libre........	1 4343	1 6011	1 8651
	9ᵍ8349	5ᵍ4587	1ᵍ9611

A côté de ce groupe des eaux bicarbonatées sodiques qui forment véritablement la spécialité de Vals, se trouve aussi un autre type très différent d'eaux minérales, à savoir les *eaux arsenicales ferrugineuses*. Ce groupe renferme seulement deux sources, la Dominique et la Saint-Louis, dont voici l'analyse :

Source Dominique

Silicate de protoxyde de fer	0ᵍ00629	
» » d'alumine.......	0 01466	
» » chaux..........	0 00570	Ensemble, Silicate-alcalino Terreux 0ᵍ03773
» » magnésie	0 00513	
» » soude........	0 00595	
Sulfate de protoxyde de fer.	0 12470	
Chlorure d'aluminium	0 01970	
Arsénite de soude	*0 00350*	
Bicarbonate de chaux.......	0 13500	
» » magnésie...	0 01060	
» » soude	0 18200	
» » potasse. ...	0 03490	
Phosphates alcalins........	indiqués	
Iodures............... ...	»	
Acide sulfureux...........	traces	
» carbonique libre	»	
Matières organique........	»	
Total sur un litre ...	0ᵍ54813	

Ces sources émergent toutes d'un sol schisteux ancien, parcouru dans tous les sens par des filons feldspathiques quartzeux. Le nombre des sources est considérable ; mais, au point de vue thérapeutique, le médecin n'a guère à retenir que la divison des minéralisations en trois groupes, comme nous venons de le dire.

Leur température est de 12 à 17 degrés centigrades. Toutes, dans des proportions diverses, tiennent en suspension une quantité considérable d'acide carbonique libre.

Le traitement hydrothérapique se fait à Vals dans des conditions parfaites. La douche, sous toutes ses formes, est appliquée dans trois établissements, dont un notamment est à la hauteur des instituts hydrothérapiques les plus réputés.

Le *bain de Vals* est alimenté par des sources minérales, spéciales. Il constitue un moyen thérapeutique précieux, en contribuant largement à accélérer les échanges nutritifs. Si le bain simple possède, en effet, la faculté de provoquer les sécrétions cutanées et urinaires, le bain minéralisé la possède encore à un plus haut degré. L'action qu'il exerce sur la peau, a un retentissement marqué sur les voies urinaires, et aussi sur les voies intestinales et hépatiques.

Quant au mécanisme intime de cette action, on peut admettre que l'effet produit sur la peau ne consiste pas en une absorption de liquide ; mais le bain active ses fonctions vasculaires et nutritives ; il accroît donc sa faculté d'absorption pour les gaz, et en particulier pour l'oxygène de l'air ; il la fait respirer plus activement. Ajoutez à cela que les matériaux salins du bain qui ont été mis en contact avec l'épiderme et y demeurent à l'état pulvérulent, même après essuyage (surtout si l'on ménage convenablement cette petite opération), ces matériaux salins qui n'ont pu traverser l'épiderme en solution dans l'eau, y entrent alors doucement après le bain, et produisent sur la crase sanguine leur effet puissamment altérant.

On prend encore à Vals, un bain minéralisé spécial, c'est le *Bain de Saint-Louis* ou *Bain arsenico-ferrugineux*, qui est alimenté par la source de ce nom, congénère de la Dominique, dont nous avons donné l'analyse au chapitre précédent, et qui répond à quelques indications spéciales dans le traitement de la chloro-anémie, avec troubles nerveux, et dans l'anémie paludéenne.

On n'a pas manqué non plus de profiter des énormes quantités *d'acide carbonique* fournies par nos eaux, pour faire servir ce gaz à des applications thérapeutiques fort utiles.

C'est la source Alexandre, d'un débit très abondant, jaillissant dans la cour même de l'Établissement thermal qui fournit ce gaz. Il est distribué ensuite dans des canaux qui l'amènent dans une salle spéciale, où se font les *inhalations* au moyen d'appareils très simples, rappelant, par leur construction, l'appareil inhalateur Limouzin classique.

Il existe enfin une cabine spéciale pour les *douches vaginales d'acide carbonique*, souvent indiquées dans les métrites ulcéreuses du col.

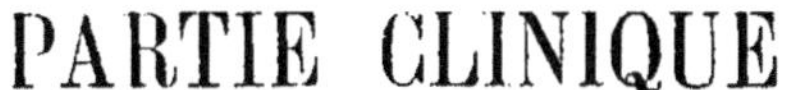

PARTIE CLINIQUE

MALADIES DE LA NUTRITION

Pidoux insistait autrefois avec une grande hauteur d'esprit sur les « cures préventives des maladies chroniques ». Reprenant la vieille idée des récorporations, que l'antiquité avait déconsidérée par des pratiques irrationnelles, Pidoux disait : « Il doit exister des moyens de convertir les orga-« nismes touchés par l'hérédité, de créer des tempéra-« ments, de modifier ces dispositions organiques, encore « compatibles avec la santé, qui ne sont que la fleur des « maladies chroniques, dont les fruits, mûris par le temps, « se développeront dans l'âge adulte et empoisonneront « la vieillesse, s'ils laissent l'homme franchir l'âge de « retour. »

Un maître de la science biologique, M. Albert Robin, pose dans ces termes l'indication capitale de la cure minérale :

« L'emploi des eaux minérales est un des plus sûrs « moyens de produire ces modifications lentes et constitu-« tionnelles, qui doivent aboutir à une inversion du type « nutritif de l'individu. »

Au milieu du scepticisme thérapeutique contemporain concernant cette vieille médication, elle reste vraie et solide, appuyée sur la clinique et l'observation. C'est pour ce motif que la cure hydro-minérale, considérée comme médication constitutionnelle, survivra à tous les changements du caprice et de la mode.

Quel est le mécanisme de cette modification profonde et durable, imprimée à l'organisme par une cure thermale ?

Ici, il faut l'avouer, nous entrons dans le champ des hypothèses. De l'observation clinique, riche en faits et en conclusions certaines, si nous passons à l'expérimentation, la question s'obscurcit. L'analyse élémentaire des urines, telle que nous savons la pratiquer, l'étude des modifications des autres grandes fonctions physiologiques, sous l'influence d'un traitement hydro-minéral, donnent des résultats divers, d'où il est très difficile de tirer encore des lois générales.

Et il n'y a pas lieu de s'étonner de cette mobilité, de cette diversité des résultats. La base, en effet, le point de départ des recherches, ne sont pas encore fixés.

L'histoire des diathèses se défait et se refait constamment. L'arthritisme, par exemple, cette étiquette qui s'applique à un ensemble d'états morbides très nombreux, très divers, il est vrai, mais ayant tous un lien de parenté qui n'échappe pas au clinicien, subit un véritable démembrement, dû, sans doute, à la diversité des résultats fournis par les analyses de la nutrition chez les malades dits arthritiques. *Nutrition retardée*, a-t-on dit d'abord ; *nutrition accélérée*, a-t-on répliqué bientôt après, pour le même syndrôme morbide. Ces affirmations sont vraies toutes les deux, et l'on n'a pas trouvé (si on le trouve jamais), le type de la nutrition, spécifique de l'arthritisme.

Il faut cependant conserver cette étiquette nécessaire, parce qu'elle répond à un besoin clinique réel. En effet, à chaque tentative faite pour la supprimer, correspond une tentative nouvelle pour lui substituer une dénomination différente, mais s'appliquant toujours aux mêmes faits.

Qu'est-ce par exemple que l'*hépatisme*, suivant la toute récente terminologie de M. Glénard ?

Si nous avons bien compris, c'est une théorie tendant à rattacher à une altération du foie certains phénomènes qui, de par la clinique, présentent des traits communs.

Ce n'est pas notre intention de discuter, dans ce petit livre, la part de vérité contenue dans ce système. Il y en a une certainement, et nous la croyons même assez grande ;

mais l'hépatisme, sans que M. Glénard s'en doute peut-être, est, pour ainsi dire, un hommage rendu à la nécessité du vieil arthritisme. Par sa sagacité, son expérience et son esprit analytique puissant, M. Glénard a jeté une certaine lumière sur un coin de l'arthritisme; il en a encore une fois consacré et consolidé l'existence.

Il est donc indispensable, tout en faisant de larges coupes dans les anciennes branches de l'arbre diathésique, de maintenir l'existence des diathèses, que l'on peut, avec M. Bouchard, définir ainsi :

« Un trouble permanent des mutations nutritives qui
« prépare, provoque et entretient des maladies différentes,
« comme formes symptomatiques, comme siège anatomi-
« que, comme processus pathologique. »

Quel est ce trouble permanent de la nutrition? Y a-t-il exclusivement dans l'arthritisme une nutrition retardante ?

L'expérimentation, l'analyse urinaire surtout que l'on a pratiquée dans ce cas, ont indiqué tantôt une nutrition par défaut, tantôt une nutrition par excès.

Il y a des arthritiques *hypoazoturiques*; il y en a d'*hyperazoturiques*.

Auxquels convient plus spécialement la cure alcaline de Vals ?

Pas de réponse mathématiquement précise à cette question. Les expériences que nous poursuivons à ce sujet, ne nous permettent du moins pas encore de la donner. Les conditions dans lesquelles nous nous trouvons placé, qui sont celles de tous les praticiens, ne permettent que rarement d'arriver à des résultats constants. En dehors du traitement hydro-minéral, il y a, en effet, une foule d'autres facteurs, dont le principal est l'alimentation, qu'il est presque impossible de régler avec quelque exactitude.

Cependant, en combinant l'observation clinique avec les résultats analytiques les plus sérieux et les plus constants, on peut dire, croyons-nous, *que les eaux alcalines faibles conviennent surtout aux hypoazoturiques, les alcalines*

*fortes conviendraient au contraire surtout aux hyperazo-
turiques.*

Il nous reste maintenant à étudier l'action de la cure de
Vals, dans quelques cas particuliers de l'arthritisme :
Diabète, goutte, obésité.

DIABÈTE

De l'histoire si documentée de cette affection, des doctrines si diverses qui se partagent sa pathogénie, il résulte
incontestablement que le diabète sucré n'est pas à proprement parler une maladie ; c'est un syndrôme qui, suivant
son origine, peut, non seulement au point de vue de la
pathologie générale, mais aussi, au point de vue de la
clinique, présenter des différences essentielles.

Notre diabète favori, à nous hydropathes, celui pour
lequel nous pouvons ofírir un traitement particulièrement
sérieux et efficace, c'est le *diabète arthritique*, de beaucoup
du reste le plus fréquent.

Nous ne voulons pas insister sur l'histoire pathologique
de cet état morbide. Chez ces malades, on relève des
antécédents rhumatismaux, graveleux... parfois des alter-
nances de la glycosurie avec des coliques néphrétiques ou
hépatiques, de l'asthme, des dermatoses, etc., qui fixeront
bien vite le médecin sur la nature d'un tel diabète, sur son
pronostic relativement bénin, et en même temps, sur le
traitement à lui opposer.

Nous tenons, en passant, à signaler ici l'illégitimité de la
synonymie ordinairement admise entre le diabète gras et
le diabète arthritique.

S'il est très généralement vrai que le diabète gras est de
nature arthritique, il s'en faut cependant que tout diabète
arthritique soit toujours un diabète gras. Sans être
un symptôme pour ainsi dire cardinal, comme dans le

diabète pancréatique, l'amaigrissement dans le diabète arthritique est très fréquent. Aussi n'entendons-nous nullement limiter au diabète gras, le domaine du diabète arthritique.

On sait que les théories pathogéniques du diabète, aussi nombreuses que variées, peuvent cependant être rangées sous deux chefs ; suivant que l'on se réclame de l'une ou de l'autre, on admet que le diabète provient de *l'excès de production du sucre*, ou au contraire, *du défaut de consommation ou de combustion de cet élément normal de l'organisme*.

En observant la façon dont le diabétique réagit en présence du traitement de Vals, le médecin est amené une fois de plus à demeurer éclectique, et à reconnaître que la vérité clinique se trouve, non pas dans l'un des deux systèmes, à l'exclusion de l'autre, mais tantôt dans l'un, tantôt dans l'autre, suivant que l'on est en présence de tel ou tel malade, ou, chez un même malade, suivant les périodes différentes de l'évolution de la maladie.

Il serait illusoire de vouloir soumettre à des règles fixes, la courbe d'excrétion du sucre pendant le séjour du malade à Vals. Il est en effet un facteur qui entache toujours d'erreur les résultats obtenus par l'analyse des urines : c'est l'alimentation que l'on n'arrive pas à réglementer aisément.

La quantité du sucre, même en l'absence de tout régime, a toujours été très fortement diminuée, dès les premiers jours du traitement. Ce serait là un bénéfice insuffisant. L'effet véritablement important de la cure, c'est le relèvement des forces, le remontement de l'état général, si habituellement et si profondément déprimé.

L'honneur de ce résultat, qui se prolonge au délà des limites du séjour du malade à Vals, doit être, suivant nous, attribué, pour une bonne part, à la Source Dominique, arsenicale et ferrugineuse, dont l'usage est toujours combiné à celui des eaux alcalines.

Une question pratique importante, est celle de savoir

queí régime il faut imposer au diabétique. Faut-il pendant la cure, restreindre les facilités accordées en temps ordinaire, ou au contraire les élargir ?

Nous inclinerions volontiers à adopter cette dernière manière.

Les eaux minérales aiguisent l'appétit, facilitent singulièrement l'assimilation, modifient et accélèrent les oxydations ; en voilà assez, je crois, pour justifier et même pour indiquer, *pendant la cure*, la plus large tolérance dans le régime alimentaire du diabétique.

Il faut du reste, tenir le plus grand compte des habitudes du malade ; mais d'une façon générale, et sauf quelques cas spéciaux, bien entendu, nous croyons qu'à Vals, *pendant la durée du traitement*, il ne faut pas aggraver les prescriptions diététiques.

GOUTTE

Nous n'avons en vue, dans ce chapitre, que le *goutteux confirmé*. Un grand nombre des malades qui fréquentent Vals, sont, en effet, des *candidats à la goutte*, mais nous les retrouverons ultérieurement, sous des noms divers : dyspeptique, graveleux, etc.

La goutte se présente sous deux modalités cliniquement très différentes, et présentant chacune, au point de vue de la thérapeutique thermale, quelques indications spéciales :

a). — La goutte aiguë, goutte sthénique.

b). — La goutte chronique, goutte asthénique ou atonique.

a). — La première est caractérisée par des accès généralement assez éloignés les uns des autres. Mais dans leurs intervalles, la santé du malade peut être parfaite ; il peut ne présenter que les manifestations banales du neuro-arthritisme.

b). — La seconde forme peut s'installer d'emblée ; le plus souvent cependant, elle succède à la première forme, ou goutte aiguë. Cette forme chronique de la goutte, indépendamment des phénomènes de cachexie et d'anémie qui en sont inséparables, est surtout caractérisée par la tendance des arthropathies à s'installer en permanence, à déformer les jointures, à les ankyloser, et aussi par la tendance aux incrustations, aux dépôts tophacés.

La *cure de Vals* est indiquée surtout dans la goutte sthénique ou aiguë, et dans la période de début de la seconde forme, ou goutte atonique, avant que la diathèse ait trop avancé son œuvre d'anémie et de cachexie.

Dans ce cas, l'efficacité des eaux alcalines bicarbonatées sodiques est proclamée par la presque unanimité des médecins. Nous ne retiendrons que ce fait clinique incontestable, sans entrer dans la recherche décevante du mécanisme de leur action.

A chaque malade, suivant son tempérament, ses idiosyncrasies personnelles, convient telle ou telle minéralisation. Le cadre de ce petit livre est trop restreint pour que nous puissions entrer dans le détail de ces indications auxquelles, plusieurs sources, par leur importante teneur en bicarbonate de lithine, répondent d'une manière particulièrement heureuse.

On sait que des recherches fort intéressantes ont démontré l'influence considérable de la quantité des boissons ingérées, sur la production de l'acide urique.

Genth et Heintz ont trouvé que l'acide urique diminue dans les urines, proportionnellement à la quantité d'eau absorbée, pour disparaître totalement, après une absorption de 5 litres. Ces résultats ont, il est vrai, été contestés ; mais, il n'en est pas moins certain que le goutteux retire un très réel bénéfice de ce lavage de l'organisme, pour ainsi dire, de ce que l'on a appelé très justement la *cure de polyurie.*

Or, à Vals, nous possédons des eaux dont l'infime minéralisation permet un usage très large ; des eaux, à proprement parler, indifférentes. Elles ont peut-être, sur les eaux que l'on désigne habituellement ainsi, une supériorité : c'est, grâce au gaz acide carbonique qu'elles contiennent, leur digestibilité très grande et leur saveur acidule très appréciée et très agréable au goût.

Quoi qu'il en soit, après une ou plusieurs cures, les accès se font rares ; et par dessus tout, le goutteux n'est plus tourmenté, en dehors d'eux, par ces innombrables misères, satellites ordinaires de la diathèse, aussi cruelles souvent que les manifestations articulaires elles-mêmes.

OBÉSITÉ

Le traitement de l'obésité repose surtout sur l'hygiène et le régime alimentaire. Ces deux facteurs jouent certainement dans les cures thermales les plus réputées : Marienbad, Brides, etc., le rôle prépondérant, et le médecin doit toujours avertir l'obèse, qui vient lui demander les moyens de maigrir, que la volonté et la persévérance sont deux qualités indispensables au succès de la cure.

L'idéal de beaucoup d'obèses serait de faire une cure de quelques semaines chaque année, et grâce à cette retraite annuelle, de devenir allègres et sveltes, et de reprendre ensuite leurs anciennes habitudes, sans engraisser de nouveau.

Or, il convient de leur expliquer qu'ils ont d'autant plus de chances d'engraisser de nouveau rapidement, qu'ils auront employé moins de temps à se faire maigrir. On ne leur cachera pas qu'après ces cures intensives, ils courront la chance de ne pas retrouver l'intégrité de leurs forces, et d'en sortir moins vigoureux et à jamais moins résistants.

Ils sauront que le seul moyen de conserver les résultats acquis, sera de persévérer dans la sobriété.

Les *alcalins* tiennent depuis fort longtemps une place très importante dans le traitement de l'obésité.

Quelle que soit la conception que l'on ait du mécanisme de leur action, les eaux minérales alcalines peuvent être un adjuvant très utile dans la cure d'amaigrissement, soit directement, à titre de médication réductrice, soit indirectement, en agissant sur l'état général diathésique.

Nous devons ici répondre à une objection qui ne peut manquer d'être faite à la cure d'eau, fût-elle alcaline : Comment concilier l'absorption, en un temps restreint, de plusieurs litres de liquide, avec le principe de la diminution, de la suppression même, parfois, des boissons, dans le traitement de l'obésité ?

Nous dirons : le *régime sec* a perdu presque tous ses partisans. Toujours très discuté au point de vue de sa valeur théorique, il présente, dans la pratique, de grandes difficultés d'application; il a provoqué souvent des accidents très sérieux, en amenant, soit dans les fonctions digestives, soit dans l'état général du sujet qui y était soumis, des troubles graves qui en ont imposé l'abandon.

Le régime inverse du régime sec a aussi ses patrons (Debove, A. Robin) ; et nous rappellerons qu'un des régimes les plus connus, celui de Schvenninger, médecin de Bismarck, consiste en l'absorption d'eau en assez grande quantité, mais seulement dans l'intervalle des repas ; pendant ceux-ci seulement, la quantité des liquides est fortement réduite.

Les diverses variétés cliniques de l'obésité, peuvent donc trouver dans la gamme des eaux bicarbonatées sodiques, une médication très utile. Manifestations presque toujours arthritiques, c'est surtout en raison de ce caractère, qu'elles sont tributaires de nos eaux ; et l'obèse doit venir à Vals, au même titre que le goutteux, le diabétique, le graveleux.

Outre ces indications générales, la station de Vals peut depuis quelque temps, remplir encore dans le traitement de l'obésité, des indications plus spéciales.

On vient de découvrir en effet, à 1500 mètres du bassin proprement dit des sources bicarbonatées sodiques, une eau de composition analogue à celle de Marienbad en Bohême, de Tarasp-Schuls, en Suisse, si fréquentées par les obèses.

Cette eau, analysée au Laboratoire des mines d'Alais, contient par litre 2 gr. de sulfate de soude ou de magnésie, et présente des propriétés laxatives certaines, qui la rendent précieuse dans le traitement de l'état pathologique dont nous venons de nous occuper.

MALADIES DU TUBE DIGESTIF

GÉNÉRALITÉS

Les eaux de Vals agissent ici suivant un double mécanisme.

Très souvent, en effet, les affections dont nous allons nous occuper, sont la manifestation d'un état général qui n'est autre que la diathèse arthritique, et nous retrouvons dans ce cas le mode d'action de nos eaux que nous venons d'envisager au chapitre précédent.

Mais il est incontestable aussi que par leur composition élémentaire, leur gaz, leur température, nos eaux ont une action *topique* et *directe* sur les organes de la digestion.

Donc, *action générale et action locale.* Quoi qu'il en soit, du reste, du mécanisme de cette action, les trois quarts des personnes qui fréquentent la station de Vals, sont des malades de la digestion gastrique ou intestinale, rendant ainsi témoignage de l'efficacité toute spéciale de nos eaux.

Il n'est pas d'état pathologique plus variable suivant l'individu, plus fuyant, plus inconstant que celui qui dépend d'un fonctionnement anormal des organes de la digestion. Aussi, en présence d'une telle multiplicité de symptômes, d'une si grande diversité dans les manifestations d'une même cause, est-on obligé de créer des types un peu artificiels, dans lesquels chaque malade peut toujours trouver quelque particularité lui appartenant, sans que, pour cela, ce type soit en entier le sien.

Il est utile cependant de faire des divisions, d'assembler ces symptômes dont la réunion fréquente constitue bien ce qu'on est convenu d'appeler une maladie.

Nous voudrions fixer autant que possible l'action des eaux de Vals, dans ces divers états ; mais ici encore, nous retrouvons la même diversité, la même variété dans les résultats obtenus, correspondant à la diversité des réactions du malade vis-à-vis de la médication.

Rien, en effet, n'est trompeur et irrégulier comme la réceptivité des organismes, pour les mêmes doses d'eau minérale de la même source, pour un traitement identique, en un mot, appliqué à des cas pathologiques identiques en apparence. C'est en face de ces contradictions thérapeutiques que s'exerce efficacement la sagacité du médecin, et que triomphe le mieux celui qui sait interpréter le mieux les sensations accusées par le malade.

MALADIES DE L'ESTOMAC

DYSPEPSIE SIMPLE, NERVEUSE OU NERVO-MOTRICE

Il s'agit d'un état dyspeptique commun, dont les symptômes sont comparables à ceux que l'on décrit parfois encore sous le nom de *dyspepsie flatulente*; cet état procède exclusivement d'un trouble fonctionnel de l'innervation de l'estomac. Elle est une manifestation très ordinaire de la neurasthénie. MM. Buckart et Ewald ont même proposé de l'appeler *neurasthénie gastrique*, ou *dyspepsie neurasthénique*.

Les causes de cette maladie se confondent le plus souvent avec celles de la neurasthénie. Il est vrai parfois que les symptômes gastriques sont tout à fait prédominants, mais ils ont été accompagnés, ou ils seront bientôt suivis d'autres symptômes de la névrose générale.

Les troubles gastriques s'installent, en général, d'une façon lente, insidieuse, sous l'influence de soucis, préoccupations d'affaires, travail intellectuel exagéré, chagrins, etc...

Parfois, ces mêmes troubles reconnaissent au contraire un début brusque, marqué par une sensation douloureuse généralement ressentie à l'épigastre, dont le malade a gardé un souvenir très précis et très net : émotion forte et soudaine, peur, accident, douleur physique très violente, etc...

Telles sont les causes les plus fréquentes de la dyspepsie nerveuse.

Parfois cependant, très rarement, l'influence d'un état névropathique antérieur semble faire défaut, et l'origine du mal semble résider dans une excitation locale des nerfs de l'estomac, par une alimentation défectueuse, par exemple. Mais même alors, on retrouve une certaine prédisposition nerveuse, car le nombre est grand des gens dont l'alimentation est mauvaise et qui cependant conservent l'intégrité des fonctions digestives, ou sont conduits à des affections gastriques différentes de la dyspepsie nerveuse.

Si nous passons à l'étude des *symptômes* de cette maladie, nous rencontrons une variété et une mobilité considérables.

Dans la *forme bénigne*, de beaucoup la plus fréquente, le malade ne maigrit pas sensiblement; il conserve son embonpoint et ses forces physiques restent à peu près intactes. Le faciès est souvent celui des gens bien portants, et la nutrition n'est pas sensiblement troublée. Mais la digestion se fait mal; au lieu d'être silencieuse, comme à l'état normal, elle s'accompagne de malaises, de troubles, parfois de sensations très douloureuses; de telle sorte que le dyspeptique de cette catégorie peut, avec raison, dire qu'il serait bien portant, s'il pouvait se passer de manger.

L'appétit est en général irrégulier : tantôt exagéré, tantôt diminué; ces variations correspondent le plus souvent à celles de l'état cérébral ; il augmente ou diminue suivant que prédominent les idées gaies ou les idées tristes.

La langue reste humide, légèrement saburrale sur le milieu et à la base. L'estomac peut être légèrement météorisé, mais il n'y a pas de véritable dilatation.

Les malaises peuvent commencer immédiatement après l'ingestion des aliments, ou au contraire ne se montrer que quelques heures plus tard. Il n'est pas rare de voir une sensation de bien être coïncider avec le moment du repas.

Interrogés sur le siège et la nature de ces malaises, les malades se plaignent de poids, de pesanteur, de ballonnement dans la région épigastrique. *Très rarement, ils se plaignent de sensations véritablement douloureuses,* et c'est là un caractère important de la dyspepsie nerveuse. La *qualité* des aliments n'a pas grande influence sur l'intensité ou la précocité des troubles fonctionnels, et on se convainct encore ainsi de la prépondérance du facteur nerveux.

Au bout d'un temps plus ou moins long, apparaissent des éructations gazeuses, qui produisent une sensation de soulagement. Le pyrosis et les régurgitations acides sont plus rares et témoignent alors d'une atonie plus grande des parois gastriques.

Très ordinairement, pendant l'accès dyspeptique, les malades présentent des réactions nerveuses, telles que bouffées de chaleur, torpeur cérébrale, inaptitude au travail physique ou intellectuel, palpitations, vertiges...

La digestion intestinale est aussi troublée ; le ballonnement s'étend à tout l'abdomen ; il y a constipation plus ou moins tenace ; plus rarement on voit une débâcle diarrhéique terminer la scène.

Ce n'est pas toujours cependant qu'avec la fin de la digestion gastro-intestinale arrivent le bien-être et la cessation des malaises ; le dyspeptique sent encore et continuellement son estomac, avec sensation de tiraillement, de vide, de faim impérieuse.

Enfin, la continuité de ces symptômes ne contribue pas peu à créer et entretenir l'état habituel si fréquent de morosité ou d'hypochondrie.

Ce tableau que nous venons de tracer est aussi celui de la *forme grave* de la dyspepsie nerveuse. Seulement dans cette dernière forme, la nutrition est profondément troublée. Les patients perdent leurs forces, pâlissent et maigrissent. L'amaigrissement est même souvent très rapide, et peut aller jusqu'à une perte de 15 ou 20 kilog. en quelques mois. Dans quelques cas plus sévères encore, la peau devient sèche, terreuse, et l'aspect général cachectique peut en imposer pour le cancer de l'estomac.

La constipation est en général extrêmement tenace, et l'état cérébral déprimé au maximum ; les malades ont la peur d'une mort prochaine, bien plus que les véritables cancéreux.

On se trouve donc ici en présence d'un trouble grave, d'un vice fondamental dans les échanges nutritifs ; malgré un appétit souvent conservé, malgré même de véritables accès de boulimie, l'amaigrissement se continue et s'augmente progressivement.

Cette forme de la dyspepsie nerveuse comporte un pronostic sévère ; non pas qu'elle implique généralement un dénoûment fatal ; mais par sa ténacité, par sa résistance aux traitements divers, par la déchéance physique et intellectuelle qu'elle entraîne, elle constitue véritablement une affection très grave.

La dyspepsie nerveuse est justiciable avant tout du *traitement* de la neurasthénie, et il serait puéril de vouloir diminuer l'importance de la cure morale, pour ainsi dire : changement d'habitudes, repos physique et intellectuel suivant les cas, etc.

Le plus souvent encore, les pratiques hydrothérapiques trouvent leur emploi : douche froide, tiède, écossaise, suivant l'état du malade, bains, affusions froides.

En ce qui concerne le régime alimentaire, il n'y a pas lieu de se montrer sévère. « Mangez ce que vous digérez le mieux » ; si jamais cette proposition fut acceptable, c'est assurément dans le traitement de la dyspepsie nerveuse. Il suffit d'éviter les aliments notoirement indigestes.

Mais ces diverses indications constituent-elles toutes les ressources thérapeutiques applicables à la dyspepsie nerveuse ? en d'autres termes, le dyspeptique doit-il se contenter de demander à une hygiène plus ou moins vague, sa guérison ou le soulagement de ses maux ?

Nous ne le croyons pas, et nous sommes convaincus que la plus grande part dans la guérison des dyspeptiques, si souvent constatée ici, revient à *la médication par l'usage méthodique de nos eaux.*

A priori, du reste, et avant toute expérience clinique, on peut présumer la valeur du traitement de Vals.

La dyspepsie nerveuse est une maladie atonique ; les expérimentateurs ont trouvé dans ces cas, la motilité de l'estomac, plus ou moins affaiblie, la sécrétion ralentie, parfois à un haut degré (acidité inférieure à 1/1.000, Bouveret). Or, le bicarbonate de soude, de par l'expérimentation (Lemoine et Linossier; Gilbert et Modiano, A. Mathieu), est un excitant moteur et sécrétoire. L'eau de Vals doit donc emprunter ces propriétés, au sel qui domine dans sa composition.

En pratique, il nous a toujours semblé que dans l'appréciation des résultats à espérer de la cure de Vals, les deux éléments les plus importants dont le médecin doit tenir compte, sont : 1° la douleur ; 2° l'état des fonctions intestinales.

Chez les malades qui ne font que « sentir leur estomac » pendant la digestion, sans avoir de douleurs vives, sans souffrir véritablement; chez ceux dont les fonctions intestinales ne sont que très légèrement troublées, l'ingestion de deux ou trois demi-verres, le matin et le soir, d'une eau à minéralisation faible, mais fortement gazeuse, produit très vite un résultat excellent. Il s'agit d'en assurer la durée, et on y arrive en augmentant progressivement, soit la quantité d'eau prescrite, soit plutôt le degré de la minéralisation. Il faut, dans ces cas, n'user qu'avec réserve et pendant très peu de jours, des eaux fortes. On arrive ainsi à améliorer le malade, non seulement pendant la durée de son séjour ici, mais pour de longs mois ensuite, comme si cette cure de vingt jours avait suffi à donner à l'organisme tout entier, une orientation meilleure et plus normale.

C'est dans ces cas simples et légers que le malade devra se garder de se livrer trop vite et trop entièrement à la satisfaction que lui fera éprouver le retour de l'appétit et d'une bonne digestion. Plus que jamais, il devra quitter la table avec la faim.

Il est rare qu'il ne se produise pas vers le dixième jour, ce phénomène bien connu des médecins hydrologues : la *poussée thermale*, qui se caractérise à Vals par la diarrhée, de l'énervement, de l'insomnie, de l'inappétence. Suivant la plus ou moins grande intensité de ces petits accidents, le médecin aura à conseiller soit la continuation du traitement, soit sa suspension momentanée.

Au total, la cure s'effectuera sans accidents, je dirai même, sans incidents notables.

Bien plus délicate est la conduite du traitement, bien moins rapide est l'amélioration, quand on se trouve en présence d'un malade à digestion franchement douloureuse, ou chez lequel le trouble des fonctions intestinales se manifeste soit par une constipation, soit par une diarrhée opiniâtres.

Le médecin doit alors procéder avec une extrême prudence, avec une grande légèreté de touche. La température de l'eau, sa teneur en bicarbonates alcalins ou en acide carbonique libre, doivent être minutieusement observées dans leur adaptation au tempérament, aux réactions du malade ; il est impossible de fixer une règle uniforme de conduite. Parfois, des doses fractionnées d'eaux fortement minéralisées amènent une sédation marquée des douleurs épigastriques et irradiées, alors que des eaux légères prises en plus grande quantité, les exaspèrent. Parfois aussi, le malade se trouve bien dans ces cas d'une eau moins fraiche et par conséquent moins gazeuse.

Cependant il s'opère le plus souvent une détente. Les douleurs diminuent d'intensité et de fréquence, pour faire place aux sensations de la forme légère de la dyspepsie nerveuse, que nous avons indiquées plus haut; et l'on peut entrevoir la fin de cet état si pénible et si rebelle, quand les fonctions intestinales ont repris en partie leur régularité.

Les pratiques hydrothérapiques mitigées, bain de St-Louis, douche tiède ou écossaise, sont alors indiquées. Les grands lavements, les douches ascendantes, le massage intestinal trouvent aussi leur emploi. Contrairement à ce qui se passe dans la forme légère de la dyspepsie nerveuse, le régime alimentaire doit être l'objet de la plus grande attention. Le malade se trouvera souvent très bien de ne prendre les eaux que coupées avec du lait, réalisant ainsi, par ce système, un double but : 1° moins grande crudité de l'eau, et 2° alimentation par le régime lacté mixte, si fréquemment indiqué dans ces conditions.

HYPERCHLORHYDRIE

ET HYPERSÉCRÉTION PERMANENTE

C'est à dessein que nous consacrons un chapitre spécial à ces deux affections de l'estomac.

Qu'on les considère en effet comme primitives, ou simplement comme symptômes de maladies d'autres organes, du système nerveux par exemple, elles n'en ont pas moins, au point de vue clinique, une individualité très accusée, et relèvent par suite d'indications thérapeutiques très différenciées elles-mêmes.

L'hyperchlorhydrie protopathique ou primitive est vraiment très commune. Elle comprend très probablement le plus grand nombre des dyspepsies douloureuses ou gastralgies ; en voici les principaux symptômes, ceux qui, par leur réunion, suffisent à en faire affirmer l'existence.

L'affection commence par de simples malaises qui s'aggravent de plus en plus, et bientôt deviennent de vives douleurs épigastriques.

L'état général reste satisfaisant ; l'appétit est généralement conservé, souvent augmenté, parfois même très exagéré ; le patient le satisfait d'autant plus volontiers que l'ingestion des aliments calme la douleur, au moins momentanément. La soif est également augmentée, la langue reste humide et rose, parfois cependant légèrement saburrale.

Le signe le plus important et vraiment caractéristique est *l'accès douloureux qui survient chez le malade, deux ou trois heures après le repas*, au moment ou l'acide chlorhydrique de la sécrétion gastrique, n'étant plus neutralisé par les aliments, se trouve en excés et exerce sur la muqueuse une action irritante continue.

Cet accès débute ordinairement par une sensation de chaleur et de brûlure à l'épigastre ; puis viennent des renvois aigres, acides, avec salivation abondante, ou au contraire sécheresse de la gorge. Bientôt apparaissent de véritables douleurs lancinantes, constrictives, des *crampes*, qui peuvent prendre des proportions excessives, ou se borner seulement à des sensations de brûlure, de chaleur, sans douleur à proprement parler. Ces accès douloureux peuvent se reproduire aprés chaque repas, et durer depuis une demi-heure jusqu'à plusieurs heures, et ne prendre fin qu'au repas suivant. Le plus souvent cependant, ils n'ont lieu qu'après le repas principal de midi, contrairement à ce qui se passe dans l'hypersécrétion permanente, où le grand accès gastralgique est surtout nocturne.

Le type morbide que nous venons de décrire sommairement, reconnait pour cause un excés d'acide chlorhydrique dans la sécrétion du suc gastrique ; mais cette sécrétion a conservé son caractère physiologique de périodicité, et elle ne s'opère que sous l'influence de l'excitation de l'estomac par les aliments.

Il en est un autre, voisin, mais plus grave, qui est caractérisé par une *sécrétion constante* du suc gastrique, en dehors des périodes digestives. Cette affection que l'on a nommée *hypersécrétion permanente*, *gastrosucorrhée*, *maladie de Reichmann* (du nom du médecin allemand qui en a donné le premier une description précise), est grave surtout par sa ténacité, par les lésions de l'estomac qu'elle entraine avec elle (gastrite hyperpeptique et, en dernier lieu, atrophie de la muqueuse) par le trouble considérable et profond qu'elle amène dans la nutrition générale ; voici, en quelques mots, quels en sont les symptômes principaux :

Douleur vive à type gastralgique, survenant quelques heures après le repas et *surtout la nuit*. Vomissement abondant mettant fin à la crise, composé d'un liquide ordinairement acide, amer, mêlé de résidus alimentaires, et surtout de pain ; soif vive, surtout pendant la nuit ; accès de diarrhée nocturne, aspect trouble et lactescent de l'urine ; très grande dilatation de l'estomac. — Enfin, longue durée de la maladie et aspect cachectique, pouvant en imposer pour un cancer, sauf la rapidité de l'évolution.

Nous avons réservé, pour la fin de cette description, l'action véritablement spécifique des alcalins (du bicarbonate de soude en particulier), sur l'hyperchlorhydrie et les formes curables de l'hypersécrétion permanente. Cette action du remède est tellement nette, tellement constante et considérable, qu'elle est à proprement parler *pathognomonique*.

L'hyperchlorhydrie est tributaire au premier chef des eaux de Vals. Nous avons un grand nombre d'observations d'hyperchlorhydriques avérés, à type clinique très net, dont nous avons pu observer les modifications immédiates, dans quelques cas, lointaines, sous l'influence de la cure de Vals.

En tenant toujours le plus grand compte des susceptibilités individuelles, il nous est arrivé assez constamment d'observer une certaine exaspération des douleurs gastralgiques, par l'usage des eaux faibles et *peu gazeuses*. Les trop petites doses de bicarbonate de soude, insuffisantes à neutraliser l'hyperacidité du milieu stomacal, jouent au contraire un rôle excitateur de la sécrétion, nuisible dans ce cas. Pour obvier à cet inconvénient, il est important de prescrire des eaux fortement pourvues d'acide carbonique libre, qui exerce sur la muqueuse une sédation des plus heureuses. Dans ces conditions alors, les eaux à minéralisation faible seront des plus utiles pour préparer l'estomac à l'action un peu brutale des sources fortes.

Cependant, ces dernières constitueront la base du traitement, pouvu qu'elles soient fractionnées convenablement et prises à des heures et à des intervalles dont la détermination n'est pas indifférente.

C'est ainsi que pour l'hyperchlorhydrique ordinaire, chez lequel l'accès gastralgique n'a généralement lieu qu'une fois par jour, après le repas de midi, il vaut mieux conseiller un léger déjeûner (lait, œufs), le matin, une heure avant le premier verre d'eau.

Les pratiques hydrothérapiques, le plus souvent très mitigées, bains tièdes prolongés, douches tièdes ou écossaises en pluie, sont un excellent complément du traitement interne.

Le régime alimentaire devra aussi être surveillé de près. L'usage des viandes, des œufs, du laitage est le plus souvent indiqué. L'hyperchlorhydrique digère mal les amylacés, les farineux ; et il est inutile d'insister sur les dangers des graisses, des épices, des mets de haut goût, qui viendraient encore ajouter leur propre action à l'excitation naturellement exagérée de l'estomac.

Ces malades se trouvent bien de leur cure : la constipation si tenace cède ; leurs accès gastralgiques s'espacent et s'atténuent. Et cependant, nous ne sommes pas, pendant le séjour ici du malade, les témoins de tous les bienfaits de nos eaux. Par suite en effet du changement de vie, de nourriture, de la fatigue inhérente aux diverses pratiques de la cure, il se produit chez le malade, une sorte d'éréthisme nerveux pénible, mais, croyons-nous, salutaire, à condition qu'il soit surveillé et maintenu dans de justes limites. Mais, l'année suivante, le malade apporte lui-même le témoignage de l'efficacité de la cure de Vals ; il est devenu un simple dyspeptique nerveux, par intervalle, état dont il ne s'inquiète que peu, parce qu'il a gardé le souvenir de ses anciennes souffrances qui étaient parfois atroces.

Dans deux cas d'*hypersécrétion permanente grave*, que nous avons eu à soigner, nous avons à notre grand étonnement, je dois le dire, obtenu des résultats très heureux.

En effet, chez ces malades amaigris, cachectisés, présentant des vomissements extrêmement copieux, avec un estomac descendu jusqu'au pubis, et des souffrances très vives à l'ingestion du moindre aliment, ce n'est pas sans appréhension que le médecin prescrit l'absorption d'une quantité d'eau relativement élevée et dont le premier effet, en venant s'ajouter au liquide constamment sécrété, semble devoir être une distension de plus en plus grande de l'estomac.

Il n'en est rien, cependant, et nous revoyons tous les ans un de ces malades, fidèle à Vals depuis déjà six ans, qui est, depuis sa seconde cure, absolument guéri, digère bien et ne présente plus qu'une dilatation à peine appréciable de l'estomac.

Un autre de ces malades que nous n'avons malheureusement pas pu suivre plusieurs années de suite, a pu, pendant son séjour à Vals, digérer de la viande, digérer des farineux, sans souffrir, alors que, depuis des années, il ne tolérait que de petites quantités de lait.

Dans ces cas, nous avons recours, en plus des eaux en boisson, au lavage de l'estomac par des eaux à minéralisation faible, mais très gazeuses.

GASTRALGIE

Le plus grand nombre des gastralgiques sont des hyperchlorhydriques, et nous n'aurons que peu de choses à dire sur la *gastralgie essentielle*; cette affection existe cependant en dehors de l'acidité exagérée de la sécrétion stomacale.

Les accès de gastralgie se montrent alors sans relations bien définies avec l'heure des repas. Bien que certains aliments provoquent de préférence l'accès gastralgique chez certains estomacs, la douleur se montre cependant à toute heure de la journée, parfois très intense, avec des irradiations dans toute la cavité abdominale, dans le dos, dans les flancs, et peut durer quelques instants, ou se prolonger au contraire fort longtemps.

En dehors des neurasthéniques et des hystériques, nous voyons souvent à Vals des gastralgies symptômatiques d'un des trois états suivants : la goutte, l'impaludisme et la chlorose.

Le traitement de cette affection proprement dite, c'est-à-dire de la douleur, est certainement un des plus difficiles à diriger, et il faut en général quelques jours de tâtonnements, pour arriver à une formule satisfaisante, spéciale du reste à chaque malade.

Les Sources du 1er groupe, à température légèrement tiède, prises lentenment, par quarts de verre, mêlées parfois avec du lait ou du sirop d'écorces d'oranges amères, marquent le plus souvent la première étape obligatoire de la cure. Souvent enfin, elles triomphent de cette intolérance, de cette hyperesthésie de l'estomac, et le médecin peut alors s'attaquer directement et efficacement à la cause même de la gastralgie.

En ce qui concerne spécialement la gastralgie d'origine paludéenne et celle d'origine chloro-anémique, la Dominique, après le premier pansement de l'estomac (si je puis m'exprimer ainsi), par les eaux à minéralisation faible, rend les plus signalés services. Le médecin a bien alors cette impression si satisfaisante, qu'il applique une médication véritablement causale, et dont les effets s'accentuent et se consolident, pour ainsi dire, sous ses yeux.

Nous devons signaler aussi, dans ces cas, en plus des pratiques hydrothérapiques ordinaires, l'action excellente du Bain de Saint-Louis.

GASTRITE CHRONIQUE, CATARRHE GASTRIQUE

L'histoire de cette affection a singulièrement varié dans l'histoire de la médecine, et elle varie encore de nos jours suivant les doctrines et les systèmes.

Il semble aujourd'hui que le domaine de la gastrite, com.ne entité morbide, se rétrécisse, tandis que s'élargit celui des affections fonctionnelles, des troubles de la motilité, de la sensibilité et de la sécrétion.

La gastrite ou catarrhe chronique de l'estomac se caractérise surtout par la diminution de la sécrétion acide, et l'augmentation au contraire de la sécrétion muqueuse ; on voit ainsi tout de suite, ce qui la différencie de l'hyperchlorhydrie et de l'hypersécrétion permanente.

Les causes que l'on retrouve neuf fois sur dix dans la gastrite chronique, sont d'abord : l'abus des alcools, sous toutes leurs formes, l'habitude de la bonne chère. Notre clientèle des départements du Midi, où le commerce des vins est si important, fournit un très fort contingent de gastrités ; et nous avons eu souvent à constater combien les *dégustateurs* étaient particulièrement sujets à cette affection. Le dégustateur cependant est assez généralement sobre ; en dehors des nécessités professionnelles, il ne commet pas d'excès de boissons ou de table, et c'est bien l'acte lui-même si fréquemment répété de la dégustation qui est en cause.

L'abus du café ou du thé, surtout quand ces boissons sont prises à jeun, l'usage excessif du tabac, de la cigarette principalement, sont des facteurs importants de la gastrite.

Il n'est pas rare de rencontrer aussi des gastrites médicamenteuses, si je puis m'exprimer ainsi, qui reconnaissent pour cause, les remèdes en nombre infini, les vins toniques et les purgatifs principalement, qui constituent trop fréquemment la thérapeutique des gastropathes.

Signalons enfin l'opinion récemment défendue par M. Coutaret, de Roanne, dans son ouvrage : *Dyspepsie et catarrhe gastrique*. Pour cet auteur, la gastrite ou catarrhe muqueux serait toujours sous la dépendance de la diathèse rhumatoïdale (rhumatisme vague).

La gastrite, sans présenter de symptômes vraiment caractéristiques, constitue cependant un type clinique assez différencié.

L'appétit, conservé au début, ne tarde pas à diminuer, et l'on connait cette inappétence presque absolue des buveurs invétérés, qui ne peuvent plus voir le pain ou la viande, et se nourrissent d'un peu de lait et de quelques potages.

Le goût est ordinairement altéré ; l'haleine forte, presque fétide, la langue recouverte d'un enduit muqueux. Sensation de plénitude et de poids à l'épigastre, sans douleur proprement dite. Etat vertigineux, nausées n'arrivant pas jusqu'au vomissement, pyrosis, régurgitations brûlantes, sont des signes presque constants.

Ces mêmes phénomènes se reproduisent pendant la digestion du repas du soir, provoquent de l'insomnie, des cauchemars, et contribuent ainsi à amener chez le malade un état névropathique des plus pénibles.

Le vomissement matinal, la pituite, si fréquente chez les buveurs, est aussi un signe de catarrhe gastrique ; le vomissement dans le courant de la journée est un phénomène qui n'appartient pas en propre au catarrhe gastrique proprement dit.

La marche du catarrhe est tout à fait chronique et sa durée très longue. On le voit souvent s'installer progressivement chez un malade, par poussées successives et intermittentes d'embarras gastriques, quelquefois fébriles, survenant sans causes bien précises, tout au plus, un écart de régime, une émotion morale trop vive, etc....

C'est dans ces cas, alors que l'alcoolisme, la bonne chère

ne sauraient être incriminés, que le médecin voit nettement agir l'influence de l'arthritisme héréditaire, dont il est toujours possible de retrouver d'autres stigmates.

A sa période curable, avant, par conséquent, que les lésions anatomiques ne soient devenues trop invétérées et trop profondes, le catarrhe gastrique est très heureusement modifié par la cure de Vals.

Quand la gastrite se complique de rétention, avec dilatation considérable, il est bon de recourir aux lavages de l'estomac avec des eaux alcalines fortes. Ces eaux ont, on le sait, une action dissolvante certaine sur le mucus qui tapisse les parois stomacales, gênant ainsi l'action du suc gastrique sur le bol alimentaire.

Dans les cas moyens, l'usage de nos eaux gazeuses à minéralisation moyenne, par doses fractionnées, amènera une stimulation très utile de la sécrétion chlorhydro-peptique et de la motilité.

L'action de l'eau de Vals sur le catarrhe gastrique, peut donc se résumer ainsi : 1° détersion chimique du mucus qui encombre les parois gastriques ; 2° stimulation des fonctions motrices et sécrétoires de l'estomac.

DILATATION DE L'ESTOMAC

Nous avons eu bien des fois à nous occuper dans les chapitres précédents, des troubles de la motilité de l'estomac, et nous en avons constaté l'importance presque prépondérante dans la nosologie gastrique.

Lorsque ces troubles prennent une importance telle que les autres, ceux de la sensibilité et de la sécrétion en soient relégués à un plan secondaire, on se trouve en présence d'un type d'affection stomacale que M. Bouchard surtout a vulgarisé depuis quelques années, et qui est connu sous le nom de *Dilatation de l'estomac*.

Tout estomac qui ne se rétracte pas quand il se vide, est un estomac dilaté (Bouchard), et M. Debove complète cette définition, en disant : *ce qui caractérise surtout la dilatation vraie, c'est que l'estomac ne soit pas complètement vide le matin à jeun, alors que s'est écoulé entre deux repas, l'intervalle le plus long.*

Il n'entre pas dans notre plan de faire ici la description symptomatique de l'ectasie gastrique, ni de redire tous les méfaits qu'on lui a attribués.

De cette maladie, plus que de tout autre, on peut dire qu'elle a été une maladie à la mode.

Nous assistons maintenant à son démembrement, et le nombre des dilatations primitives se restreint de plus en plus. La dilatation est le plus souvent secondaire, elle n'est qu'un symptôme, et c'est très généralement l'affection causale qui donne au complexus clinique dont elle fait partie, son caractère tranché, spécifique. Il faudrait donc étudier la dilatation dans la dyspepsie nerveuse, dans l'hyperchlorhydrie ; la dilatation consécutive aux rétrécissements du pylore........ Nous ne pourrions le faire sans nous répéter.

M. Glénard, de Vichy, a donné son nom à un trouble de la statique des organes abdominaux : l'entéroptose. Peut-être pourrions-nous trouver dans son domaine, un type assez fréquent de dilatation primitive de l'estomac.

L'entéroptose, en effet, qui consiste dans l'abaissement, la chute des organes intraabdominaux, foie, estomac, rein, reconnaît pour cause une diminution plus ou moins considérable de la tonicité, soit de ces organes, soit de leur ligaments suspenseurs. On la rencontre souvent à la suite d'un amaigrissement rapide et intense, des grossesses répétées, chez les névropathes, etc.

L'estomac peut évidemment être touché au même titre que les autres organes, et c'est dans ces cas que l'on peut voir la grande courbure descendre parfois jusqu'au pubis, sans que cependant les troubles fonctionnels de la digestion soient toujours proportionnés à ces dilatations ou à ces déplacements formidables.

Quoi qu'il en soit, la dilatation ne doit pas effrayer le médecin de Vals. Le régime sec, qui paraît rationnellement indiqué, est franchement mauvais et dangereux. Nous en avons vu un certain nombre de victimes, qui ont retrouvé ici la tonicité de leur estomac, en suivant un traitement prudemment et méthodiquement gradué.

La façon dont se comporte un estomac dilaté, sous l'influence de l'absorption de quantités même assez considérables de nos eaux, est des plus instructives. Elle montre quelle erreur est celle du médecin qui base sa thérapeutique sur des données physico-chimiques, ou sur des conceptions *à priori*, sans tenir un compte suffisant des réactions vitales de l'organisme humain.

La douche et le massage de l'estomac doivent compléter le traitement.

Nous n'aurons que très peu de mots à dire de l'*ulcère* et du *cancer*.

L'ulcère. — Il est aujourd'hui admis que l'*ulcère rond*, est le résultat de l'autodigestion de la muqueuse gastrique, par une sécrétion hyperacide et continue.

Tout ulcère est donc précédé d'un stade hyperchlorhydrique, justiciable des eaux de Vals ; mais une fois l'affection confirmée, (gastrorrhagies abondantes accompagnées de douleurs gastralgiques intenses), le traitement *complet* de Vals est formellement contre indiqué. L'usage de nos eaux amènerait, en effet, une excitation des fonctions gastriques qui, si l'on se reporte à l'anatomie pathologique de l'ulcère rond, pourrait avoir les plus funestes conséquences.

Le cancer. — Comme toutes les autres ressources thérapeutiques, la cure de Vals ne peut apporter dans cette affection fatale, qu'un certain répit, une amélioration toute passagère. Il est vrai que, dans ce cas, le médecin sait borner ses prétentions et se contenter de peu.

MALADIES DE L'INTESTIN

Plus que jamais, dans ce travail, conçu surtout à un point de vue thérapeutique spécial, nous sentons la difficulté de séparer nettement l'étude de la pathologie de l'estomac, de celle de l'intestin.

Il est bien rare qu'un symptôme gastrique n'ait pas son correspondant comme symptôme intestinal, et nous allons voir combien le terme de dyspepsie gastro-intestinale se rapproche plus de la réalité clinique que celui, plus usité cependant, de dyspepsie gastrique.

DIARRHÉE

Nous ne voulons envisager ici que les diarrhées fonctionnelles, qui n'ont pas amené de lésions proprement dites de l'intestin.

La diarrhée est, dans ces cas, le plus souvent, un phénomène de dyspepsie gastro-intestinale ; elle reconnaît des causes sensiblement les mêmes que celles de la dyspepsie nerveuse ; comme cette dernière, elle relève du neuro-arthritisme. Il serait le plus souvent embarrassant de trouver la raison d'être de cette modalité de dyspepsie ; on rencontre assez fréquemment cependant, dans l'histoire de ces malades, un accident aigu ou une prédisposition congénitale, qui ont fait de l'intestin un locus minoris résistentiæ.

Trois ou quatre selles par jour, mal liées et abondantes, survenant quelques heures après le repas, précédées de petites tranchées, d'un sentiment de malaise, tels sont souvent les seuls symptômes constatés. Parfois le malade indique formellement que cette diarrhée est provoquée par tel ou tel aliment, mais souvent aussi le genre d'alimentation n'a aucune influence.

Très généralement, des malaises gastriques plus ou moins accentués s'ajoutent à ce tableau et renseignent bien vite le médecin sur la véritable signification de cette diarrhée.

Il faut, dans ces cas, n'administrer les eaux qu'avec de grands ménagements ; la diarrhée, en effet, s'accommode mal de l'absorption d'assez grandes quantités d'eau quelconque, surtout d'eau froide.

Au traitement interne, minutieusement réglé, il faut ajouter, pour le plus grand bien du malade, le traitement hydrothérapique : la douche écossaise et le bain de Saint-Louis sont surtout indiqués.

Faut-il prescrire un régime alimentaire spécial ? Comme dans la dyspepsie gastrique nerveuse, il est impossible de tracer des règles précises sur ce point.

Nous voulons encore dire quelques mots d'une forme de diarrhée, dont nous avons vu de très fréquents exemples à Vals ; voici en quoi elle consiste :

Le matin, de très bonne heure, avant même le lever, à 3 ou 4 heures par exemple, surviennent plusieurs selles aqueuses, pressantes, avec tranchées peu douloureuses, et se succédant à demi-heure ou trois quarts d'heure d'intervalle.

Puis, une fois la dernière selle émise, il ne se reproduit pas de nouveau besoin jusqu'au lendemain à la même heure. L'état général, l'appétit, la digestion stomacale elle-même restent satisfaisants ; à peine le malade ressent-il un peu de faiblesse.

Ces accidents extrémement tenaces et rebelles à tout traitement, accompagnent parfois l'hyperchlorhydrie et l'hypersécrétion permanente, et sont dus à l'introduction brusque dans l'intestin d'un chyme imparfaitement élaboré.

Mais ce n'est pas là, tant s'en faut, le mécanisme de cette forme de diarrhée, dans tous les cas.

Nous avons trouvé chez plusieurs de ces malades un point sensible, douloureux même, correspondant à la région de la vésicule biliaire, sans que celle-ci cependant soit tuméfiée. La palpation du foie n'indique pas non plus une augmentation de l'organe, et nous serions pourtant assez disposé à attribuer ce vice de la seconde digestion à un trouble fonctionnel d'origine nerveuse de la glande hépatique, à une hypersécrétion biliaire, analogue à l'hypersécrétion chlorhydrique de l'estomac.

Quoi qu'il en soit, ces malades se trouvent bien du traitement alcalin de Vals et de l'hydrothérapie. La suppression des boissons alcooliques, et *surtout du vin rouge*, est indispensable.

Ces deux formes de diarrhée nous ont paru intéressantes à étudier, parce qu'elles ont une véritable autonomie clinique. Il n'entre pas dans notre plan d'insister davantage sur ce symptôme.

CONSTIPATION

Il ne sera question ici que de la constipation habituelle, que l'on peut qualifier de *constipation par dyspepsie*.

Dans ce cas, la constipation provient de l'élaboration imparfaite du bol alimentaire, d'abord, et aussi de l'insuffisance qualitative ou quantitative des sucs intestinaux. Mais il existe encore dans la genèse de la constipation, un élément moteur de la plus haute importance, soit l'atonie du muscle intestinal, soit au contraire, la contraction spasmodique de ce même muscle.

A son tour, la constipation devient elle-même une cause de dyspepsie, par suite de l'obstacle mécanique au cours des matières, des auto-intoxications possibles et des phénomènes vaso-moteurs réflexes qui sont sous sa dépendance.

Nous avons assez souvent, à Vals, la satisfaction d'être réellement utile au constipé. Sans avoir l'effet immédiat des eaux purgatives ou laxatives, la cure de Vals agit sur la constipation, en régularisant les fonctions digestives. Et je suis persuadé que nos succès seraient encore plus fréquents, si une foule de causes secondes ne venaient ajouter leur action à la dyspepsie ordinaire. Je veux parler du régime alimentaire que suivent les constipés ; du mépris profond qu'ils professent (les femmes surtout) pour l'importance d'une défécation régulière, du genre de vie sédentaire qu'il est si souvent impossible de modifier ; de l'abus enfin des laxatifs, purgatifs et autres remèdes qui, destinés à combattre la constipation, ne font que l'aggraver.

Le traitement interne est, bien entendu, puissamment aidé par le massage abdominal et les douches ascendantes.

C'est, il nous semble, actuellement le moment de dire quelques mots de l'action de nos eaux sur les fonctions intestinales. Très généralement, le malade attend, espère de la cure de Vals, une action laxative immédiate. Rien pourtant dans la composition chimique de nos eaux, ne justifie une telle opinion. En fait, dans des conditions normales, le premier résultat qui se produit chez l'étranger arrivé à Vals, est une légère constipation, et à plus forte raison, une augmentation de cette dernière, quand elle existe au préalable. C'est seulement au bout de quelques jours, vers le huitième généralement, que se produit une petite crise diarrhéique, à laquelle succède ensuite la régularisation des selles, qui se continuera au-delà même des limites de la cure.

Tels sont les phénomènes observés, dans des *conditions de cure normales*, avons-nous dit.

Mais plusieurs facteurs viennent parfois les modifier.

Le baigneur prend souvent, à l'insu de son médecin, des doses immodérées et invraisemblables d'eau quelconque, et il survient alors, presque immédiatement, une débâcle diarrhéique, parfois très intense, véritable phénomène d'indigestion aiguë, et s'accompagnant souvent de catarrhe gastro-intestinal plus ou moins durable, dans la genèse duquel, le refroidissement subit et intense de l'intestin, joue un rôle important.

Je ne fais que signaler les autres causes qui modifient les résultats habituels de la cure, ence qui concerne les fonctions intestinales, à savoir : les écarts de régime (il ne faut pas oublier que le tube digestif excité par le traitement est plus impressionnable et plus sensible), et enfin, certaines répugnances individuelles, certaines incompatibilités, qui rendent impossible la digestion de l'eau de Vals.

ENTÉRITES

Les entérites proprement dites, c'est-à-dire avec ulcérations de la muqueuse, et altérations plus ou moins profondes des tuniques de l'intestin, qui sont à un degré quelconque, justiciables de la cure de Vals, reconnaissent pour causes :

Soit la dysenterie chronique ordinaire.

Soit la diarrhée des pays chauds.

Quel bénéfice ces malades peuvent-ils retirer de nos eaux ? Il faut d'abord que la période aiguë soit passée. C'est une condition indispensable pour commencer le traitement, qui devra consister en doses très fractionnées d'eaux à minéralisation faible, associées à la Dominique. Cette dernière source est utile surtout dans les diarrhées chroniques des pays chauds, qui se compliquent le plus souvent de manifestations paludéennes.

Les grands bains calmants de St-Louis, par leur action tonique et sédative, sont expressément indiqués dans ce cas.

Dans l'*entérite muco-membraneuse*, la cure de Vals rend des services en combattant la constipation, en régularisant les selles. Les grands lavements d'eau alcaline, le massage intestinal pratiqué méthodiquement et avec prudence, l'hydrothérapie générale, sous forme de bains ou de douches, sont, à notre avis, les facteurs les plus importants du traitement.

L'entérite muco-membraneuse en effet, est une affection locale, symptomatique le plus souvent d'un état général qui la tient sous sa dépendance, et qui n'est autre que le neuro-arthritisme. Ce sont les manifestations de la névrose, caractérisée en général par un état d'éréthisme excessif, que le médecin doit combattre; c'est en tous cas, sur ce point, que son action a le plus de chances d'être quelque peu efficace.

MALADIES DU FOIE

GÉNÉRALITÉS

Les alcalins dominent, on le sait, toute la thérapeutique des maladies du foie. Ils stimulent toutes ses fonctions si importantes et si nombreuses.

Parmi les cholagogues, le salicylate de soude occupe le premier rang. E. Dufourt, dans des expériences récentes, a montré que le foie des animaux traités par le bicarbonate de soude était plus riche en glycogène. Or, la quantité du glycogène est comme un témoin des fonctions hépatiques et un régulateur du taux de la nutrition générale.

Et enfin, il est de notoriété médicale, qu'un des plus puissants moyens dont on dispose dans les maladies du foie, sont les cures thermales alcalines.

La cure de Vals peut revendiquer un rang des plus honorables dans cette dernière catégorie ; nous aurons au chapitre de la lithiase biliaire, principalement, l'occasion d'en fournir la preuve. « Il est incontestable que les Eaux de Vals ont pour le foie une spécialité évidente », écrivait mon père dans son *Traité des Eaux Minérales de Vals ;* et malgré la concurrence de rivales puissantes, la clinique de Vals abonde en effet d'exemples de maladies du foie, traitées et guéries par l'usage de nos eaux.

Nous sommes même convaincu que, en dehors de toute affection précise du foie, une grande partie des succès obtenus à Vals dans les dyspepsies de toute nature, dans le diabète, la goutte, etc…, sont dus principalement à l'action excitante spécifique de nos eaux sur les fonctions hépatiques.

Dans tous ces différents états en effet, on rencontre à chaque instant des symptômes de l'insuffisance de ces fonctions.

Pour le travail de la digestion par exemple, outre l'émulsion des graisses, le foie est chargé encore d'assurer l'antisepsie intestinale, par l'action de la bile, et aussi la combustion des toxines en si grand nombre qui prennent naissance dans l'intestin.

Par sa fonction glycogénique, le foie commande enfin toute la pathologie du diabète.

Et enfin, dans le groupe des maladies caractérisées par la surproduction de l'acide urique, nous retrouvons encore l'indication de soutenir, d'exalter même l'activité hépatique. Plus qu'aucune médication artificielle, en effet, le foie, en vertu de sa fonction uréogénique, est capable d'activer la combustion, de parfaire l'oxydation de l'acide urique, ce produit d'une combustion incomplète, ce témoin d'une nutrition ralentie.

Nous le répétons encore, en terminant cet aperçu : notre conviction est que les eaux alcalines (Vichy et Vals), doivent une grande partie de leurs succès thérapeutiques à leur action spécifique reconnue sur le foie.

ICTÈRE CATARRHAL, ICTÈRE DYSPETIQUE

Nous avons la satisfaction à Vals de voir s'éclaircir dans un délai très court, le teint de ces malades, dont la dyspepsie s'accompagne de jaunisse plus ou moins foncée, parfois extrêmement tenace. Ce type clinique nous semble répondre à ce que les auteurs décrivent le plus souvent sous le nom d'*ictère catarrhal*. Que l'on admette ou non (et elle est vraie dans quelque cas), la théorie de l'obstruction du cholédocque par un bouchon muqueux, il est certain que dans ce cas, on a toujours à lutter contre le premier degré de l'insuffisance hépatique, et c'est au rétablissement des fonctions du foie par la cure, qu'il faut attribuer la rapidité de la disparition de l'ictère, le rétablissement de l'appétit, la régularisation des selles et le retour d'urines abondantes.

Pour obtenir ces résutlats, il suffit le plus souvent d'un délai très court, une quinzaine de jours. Pour se prémunir contre les rechutes si fréquentes, il faut prolonger cependant la durée du traitement, pour rendre en quelque sorte le foie plus robuste et plus résistant.

LITHIASE BILIAIRE, COLIQUES HÉPATIQUES

Si nous avions à répondre à la question suivante : « Parmi tous les malades qui viennent se soigner à Vals, quels sont ceux qui peuvent compter sur le meilleur résultat de la cure? », nous dirions sans hésiter : ce sont les malades atteints de coliques hépatiques.

« Les eaux de Vals ont une action directe, principalement « sur la maladie dont nous nous occupons (lithiase biliaire) », écrit mon père dans son *Traité des eaux minérales de Vals*, en apportant à l'appui de cette affirmation, un grand nombre d'observations.

Dans une très intéressante monographie, le docteur V. Ollier apporte aussi le témoignage de sa longue expérience de nos eaux. On peut dire en résumé, que dans la grande majorité des cas, les graveleux hépatiques voient leurs crises s'éloigner considérablement après la cure, ne plus se produire qu'à des intervalles parfois extrêmement longs (10 et 15 ans), et même disparaître à tout jamais.

Le malade sera dirigé sur Vals, quelques semaines au moins après la fin de la colique, de préférence après la première atteinte ; les chances de succès de la cure seront en effet, d'autant plus grandes, que les crises auront été moins nombreuses et moins rapprochées.

Dans la lithiase biliaire, nous ne connaissons positivement pas de contre indication à la cure de Vals. Même dans les cas de coliques subintrantes, qui correspondent anatomiquement à la lithiase des canaux intrahépatiques, avec développement considérable de l'organe, hyperesthésie extrême, et éréthisme nerveux consécutif, il est possible de commencer le traitement. Les eaux à minéralisation faible (1 gr. de bicarbonates alcalins), permettent en effet de tâter, la susceptibilité du malade, de graduer l'action excitante que l'on recherche, mais qu'il serait très dangereux de pousser trop loin.

Nous avons eu l'occasion d'observer une malade de cette catégorie ; rendant du gravier en abondance dans ses selles, avec un foie très douloureux. Elle avait tenté de faire plusieurs cures à Vichy ; mais le traitement amenait, dès le début (5 ou 6 jours au plus), des crises d'une intensité telle qu'il ne pouvait plus être continué.

Ici, l'usage de nos eaux faibles n'amena qu'une réaction très supportable ; il put être prolongé pendant un mois, et la malade qui nous a donné plusieurs fois de ses nouvelles dans la suite, se considérait comme guérie.

Il existe cependant, bien entendu, un petit nombre de malades réfractaires à la cure de Vals ; mais il est impossible de rattacher ces incompatibilités personnelles à une cause quelque peu générale. Peut-être se voient-elles surtout chez des sujets à tempérament congestif, nerveux ; dans ce cas, la cure se fait mal, elle doit même être suspendue, pour les malades qui ont de la fièvre ; qu'il s'agisse simplement de cette fièvre intermittente hépatique, produit d'une infection légère, atténuée, ou, *a fortiori*, de la fièvre symptomatique d'une grande suppuration du foie.

L'effet de la cure de Vals, chez les lithiasiques, doit être considéré à un double point de vue : effet *immédiat*, effet *lointain*.

Rarement, l'*effet immédiat* se traduit par une excitation douloureuse du foie : sentiment de tension à l'épigastre et dans le côté droit, douleurs lancinantes ou gravatives, tous symptômes d'une congestion de l'organe, pouvant aller jusqu'à l'accès de colique franche et complète.

Le plus souvent, au contraire, le malade qui arrive ici avec des signes de congestion hépatique, les voit s'amender, — s'il persiste un peu d'ictère, il disparaît, les digestions si fréquemment troublées se régularisent, la polyurie s'établit, et la cure s'achève dans un sentiment continu de bien-être, dont le malade était déshabitué.

L'*effet lointain* de la cure, nous l'avons dit plus haut, se caractérise par la diminution des crises, en fréquence et en intensité, et même par leur disparition complète. Il n'est pas rare cependant que quelques semaines après la fin du traitement, une crise de coliques se produise, ayant la signification d'une réaction du foie contre l'excitation qu'il a reçue ici.

Il faut recommander, du reste, au malade, de faire dans le courant de l'année, trois ou quatre cures à domicile, d'une quinzaine de jours au moins, chacune, sous la forme suivante : Absorber entre les repas et aux repas, un litre environ d'une source forte (nous n'avons jamais eu qu'à nous louer de la Précieuse) pendant 15 jours de suite, et cela trois ou quatre fois dans l'intervalle des deux saisons, d'une année à l'autre.

Nous conseillons le plus souvent la Précieuse. Cependant il est des cas où cette source à minéralisation élevée est contre indiquée et où l'on doit prescrire des eaux à minéralisation moyenne ou faible. La façon dont le malade s'est comporté pendant la cure sur place, guidera le médecin dans le choix de la source convenable.

Nous sera-t-il permis, en présence de la quasi spécificité de la cure de Vals dans cette maladie, de pénétrer un peu le mécanisme de cette action ?

Ce qui reste à peu près incontesté, au milieu des incertitudes du déterminisme chimique de la lithiase, c'est le rôle du catarrhe biliaire (Meckel, Naunyn, G. Dupré) ; l'épithélium enflammé sécrète en abondance, cholestérine, sels de chaux, tous éléments constitutifs du calcul.

De même encore, il existe des rapports très importants entre la dyspepsie chronique et la lithiase ; l'intermédiaire entre ces deux états, c'est la congestion du foie.

Or, il est certain que l'efficacité des eaux de Vals réside pour une part, dans les modifications topiques, pour ainsi dire, qu'elles peuvent produire, soit sur l'épithélium biliaire enflammé, soit sur la congestion hépatique et la dyspepsie.

Mais, à notre avis, il faut voir dans la lithiase biliaire, autre chose qu'un accident local, simple effet d'une hygiène défectueuse ; elle se relie par les liens les plus étroits, à toute une série d'autres états morbides, auxquels elle succède, ou qu'elle remplace, faisant ainsi partie d'une grande famille naturelle de maladies. La recherche des antécédents des malades, de leur généalogie pathologique, donne ici les renseignements les plus précieux.

Chez les ascendants, on peut, mais rarement, retrouver la lithiase elle-même. Les statistiques de Bouchard ont montré la fréquence très grande du rhumatisme articulaire aigu, du diabète, de l'obésité, de la goutte ; puis, à un moindre degré, du rhumatisme articulaire chronique, de l'asthme, de la gravelle, de la migraine et des névralgies, de l'eczéma.

Chez les lithiasiques eux-mêmes, même série de coïncidences pathologiques, mêmes antécédents, ou même suite, d'obésité, de gravelle, de diabète, d'hémorrhoïdes, de migraine.

Ces diverses maladies peuvent ainsi se grouper, s'associer de mille façons, se succéder ou alterner ; elles constituent de véritables *équivalents pathologiques*. Et à la base de l'édifice, c'est toujours l'arthritisme, l'uricémie qu'on découvre.

C'est à ce titre surtout que la lithiase est justiciable de la cure de Vals. Cette dernière agit en imprimant à l'organisme une direction normale ; en modifiant profondément, en redressant le type vicié de la nutrition, dont la lithiase est incontestablement le symptôme.

CONGESTION DU FOIE, CIRRHOSES

Nous avons vu le rôle important de cet état du foie dans la pathogénie dela lithiase. Nous traitons également avec succès à Vals la congestion du foie dans la goutte, l'impaludisme et chez les gros mangeurs.

Quelles espérances peut-on fonder sur la cure de Vals, dans le traitement des cirrhoses ?

Il faut distinguer.

Dans la période confirmée des cirrhoses (surtout de la cirrhose veineuse alcoolique), avec œdèmes, ascite, amaigrissement cachectique, il n'y a évidemment rien à espérer. Mais nous avons vu le traitement de Vals avoir une action certaine sur le foie des malades en imminence de cirrhose. Chez eux, le foie déjà volumineux, était le siège de poussées congestives douloureuses, l'œdème des chevilles faisait son apparition le soir, le ventre augmentait de volume, l'état général déclinait visiblement et l'albuminurie était aussi de temps en temps constatée.

Chez ces malades, disons-nous, nous obtenons une amélioration incontestable, surprenante, pour le médecin qui se rend compte de la gravité du pronostic. Nous sommes même convaincu que nous obtiendrions la guérison, si le malade n'était le plus souvent un alcoolique invétéré, dont il est impossible d'obtenir le renoncement définitif et total à ses mauvaises habitudes.

C'est le plus souvent aux eaux fortement minéralisées que que nous avons recours dans ces cas. Il nous est arrivé cependant parfois de nous heurter à l'impossibilité de faire continuer le traitement, à cause de la diarrhée intense que provoquait l'ingestion d'une quantité quelconque d'eau alcaline, même faiblement minéralisée ; diarrhée véritablement colliquative, avec lientérie, dénotant un degré d'altération hépatique déjà très profonde, telle que l'organe ne pouvait plus tolérer l'action offensive de l'eau de Vals. Cette diarrhée constitue même à nos yeux, un élément de pronostic grave et prochainement fatal.

MALADIES DES REINS ET DE LA VESSIE

Nous nous bornerons à examiner l'action des eaux de Vals dans :

la Gravelle urique ;

la Lithiase rénale (coliques néphrétiques) ;

l'Albuminurie ;

le Catarrhe vésical, ou Cystite.

Il est remarquable que les premières observations recueillies sur l'action des eaux de Vals, portent précisémentsur ce groupe de maladies.

Le président Expilly était un calculeux, opéré une fois de la pierre, et c'est aux sources Marie et Marquise, qu'il dédia ses strophes enthousiastes.

C'est aussi aux calculs du rein que Serrier Trophime, médecin d'Arles en 1673, fait allusion, quand il indique les propriétés expulsives de nos eaux.

Enfin, c'est tous les jours que, chez un grand nombre de nos malades, nous voyons, sous l'influence de quelques jours seulement de traitement, se produire dans les urines, de véritables décharges de sable urique, constitué par de l'acide urique presque pur. Il ne s'agit là du reste pas d'une maladie, à proprement parler. Ce phénomène se rencontre principalement chez des personnes, plus ou moins névropathes, neurasthéniques, des obèses, des dyspeptiques. L'émission ne s'accompagne souvent d'aucun symptôme appréciable. Parfois cependant elle coïncide avec un sentiment de malaise, d'accablement, et une sensation douloureuse et pongitive dans la région lombaire, qui s'observe surtout chez les femmes nerveuses, aux époques menstruelles.

Faut-il voir seulement une action mécanique, une sorte de balayage par la quantité d'eau absorbée ? Nous ne le croyons pas, car pareil effet ne se produit pas avec l'absorption d'une quantité encore plus grande d'eau douce. Il s'agit bien, au contraire, d'une action élective de nos eaux sur la sécrétion urinaire qu'elles alcalinisent, favorisant ainsi la combinaison et la précipitation de l'acide urique.

Ces quelques considérations nous amènent tout naturellement à l'étude de l'action des eaux de Vals, sur la lithiase rénale et les coliques néphrétiques.

LITHIASE RÉNALE, COLIQUES NÉPHRÉTIQUES

Nous ne répèterons pas ici les considérations que nous avons exposées déjà au chapitre de la lithiase biliaire, sur la signification diathésique des calculs. Elles pourraient presque en entier trouver leur application.

La proportion considérable de graveleux que l'on relève dans la clientèle de Vals, est une preuve suffisante de l'efficacité de nos eaux.

Ici encore, l'expérience clinique nous semble démontrer que l'action de la cure est surtout anti-diathésique, antiarthritique. Elle favorise l'élimination des calculs, mais ne borne pas là ses effets ; elle en empêche surtout la reproduction, atteignant ainsi la cause même du mal.

Dans certains cas de calculs trop volumineux pour être expulsés, et qui provoquent une inflammation des plus douloureuses de la vessie et des canaux urinaires, on obtient par le traitement de Vals, une sédation, une tolérance vraiment remarquables de ces organes. Ce n'est pas là un mince service rendu, car le calcul, en n'augmentant plus, pourra ainsi être indéfiniment toléré, et une opération toujours redoutée du malade, évitée.

Comme pour les calculs biliaires, il faudra tenir compte dans l'administration des eaux, de la plus ou moins grande susceptibilité du malade, de la plus ou moins grande fréquence des crises douloureuses, de la date plus ou moins éloignée de la dernière crise. Ici, les eaux fortes, là, au contraire, des eaux faibles absorbées en grande quantité.

La nature des calculs fournit-elle des indications spéciales ?

Toutes les espèces de calculs, répondons-nous, sont justiciables des eaux de Vals, parce que toutes sont des manifestations de la diathèse arthritique. Il appartient cependant au médecin de tenir compte de l'espèce de gravelle, dans la direction du traitement.

Aux calculs uriques, à ceux plus rares d'oxalate de chaux, conviendront de préférence les eaux fortes ; non pas tant, croyons-nous, parce que les alcalins de ces eaux saturent l'acidité bien relative de ces calculs, mais plutôt, parce que dans cette sorte de gravelle, il n'y a en général, qu'un faible degré de catarrhe des voies urinaires.

Les calculs de phosphate de chaux, phosphates ammoniaco-magnésiens, réclament les eaux faibles, fortement gazeuses, parce qu'il faut tenir le plus grand compte du catarrhe intense qui les accompagne le plus souvent.

Les eaux fortes dans ce cas, sont très mal tolérées, elles ne peuvent être utilisées que vers la fin de la cure.

CATARRHE VÉSICAL, CYSTITE

Quelle que soit la cause de la maladie, généralement l'eau de Vals doit être administrée avec prudence et parcimonie, pour éviter d'amener un excès d'inflammation qui, provoquant des douleurs plus violentes, rendrait tout traitement impossible.

Les eaux les plus faibles sont alors indiquées. Il est rare,

que même avec ces eaux faibles, le traitement ne doive
pas être quelquefois suspendu. Sous leur influence en effet,
la vessie devient plus douloureuse, la miction plus pénible ; il faut cesser, pour reprendre les mêmes doses, un
ou deux jours après. C'est au prix de ces diverses phases
de calme et d'excitation, de recrudescence inflammatoire,
qu'il s'établit sur la vessie une action substitutive salutaire
durable, amenant, soit dès la fin de la cure, soit parfois,
plus tard, la guérison proprement dite.

Ces considérations s'appliquent surtout aux cystites
catarrhales primitives des arthritiques, avec ou sans calculs, et aussi à celles qui sont consécutives à la présence
dans la vessie de calculs phosphatiques.

Dans les cystites symptomatiques d'une affection orga-
nique grave, telle que la tuberculose, le cancer, ou certaines
affections du système nerveux, il y a tout au plus, un certain soulagement à espérer. Le plus souvent même, quand
le diagnostic en est établi, faut-il suspendre tout traitement.

Chez les prostatiques avérés, il peut ne pas être sans
inconvénients de provoquer cette excitation dont nous
avons parlé plus haut. Nous avons vu une fois des accidents de rétention, se déclarer chez un malade déjà coutu-
mier du fait, il est vrai. Aussi faut-il agir avec la plus
grande réserve.

Le bain alcalin tiède et prolongé trouve presque toujours
son application dans ces cas.

ALBUMINURIES

Au Congrès de médecine interne de 1896, M. Talamon,
pose ainsi la question des albuminuries et de leur signification.

« En fait, et toute théorie mise de côté, la fréquence de
« l'albuminurie est telle qu'il est impossible d'attacher à ce

« symptôme, aucune valeur pronostique propre ; cette
« valeur ne peut s'appuyer que sur les conditions extrinsè-
« ques qui provoquent, accompagnent, ou compliquent l'al-
« buminurie, et c'est à ces conditions surtout qu'il faut
« demander les éléments d'appréciation qui serviront à en
« établir le pronostic immédiat ou éloigné. »

Quelles sont les albuminuries qu'il faut considérer
comme justiciables de la cure de Vals ?

Nous éliminons les albuminuries brightiques, avec
néphrite confirmée, qu'il s'agisse du gros rein blanc, ou du
petit rein contracté, tel que le rein goutteux à une période
avancée ; l'albuminurie avec néphrite des intoxications
chroniques : saturnisme, alcoolisme, syphilis.

En un mot, toutes les fois qu'une quantité d'albumine,
coexistant avec une polyurie abondante, persistante, de
3 ou 4 litres, indique presque sûrement une lésion avancée
du rein, nous considérons la cure de Vals, non seulement
comme inopportune, mais même comme formellement
contre indiquée.

Nous ne retenons, comme pouvant être favorablement
influencée par la cure de Vals, que l'albuminurie prégout-
teuse, uricémique, caractérisée, entre autres signes, par la
formation dans l'urine, au moyen de l'acide nitrique, de
deux disques : un inférieur, peu épais, l'autre supérieur,
constitué par des urates en plus ou moins grande abondance. Ce phénomène indique, dans l'urine albumineuse,
une proportion exagérée d'acide urique, et cette concomi-
tance est d'un signe pronostique heureux.

L'albuminurie, justiciable des eaux de Vals, fait partie,
en résumé, du groupe des albuminuries dites fonctionnelles, qui comprend notamment l'albuminurie intermittente
cyclique, à cycle diurne, des sujets jeunes, issus de souche
arthritique (Teissier, de Lyon et Merley, de Nîmes).

Nous avons voulu, par ces quelques considérations, établir que l'albuminurie pouvait, dans certaines conditions,
devenir une indication de la cure alcaline. C'est au médecin qu'il appartient, dans ces cas toujours délicats, de
poser un diagnostic causal et pathogénique.

MÉDICATION FERRO-ARSENICALE

Nous en avons fini avec les principales indications de la cure de Vals proprement dite. Les deux maladies dont nous allons maintenant nous occuper sont plus spécialement tributaires de la médication ferro-arsénicale, représentée dans notre Station par les sources Dominique et Saint-Louis.

Dans son *Traité des eaux minérales de Vals* ; antérieurement, dans ses *Etudes sur la Source Dominique* (Lyon, 1862), dans d'autres publications ultérieures sur la Station, mon père, avec un grand nombre d'observations à l'appui, a fait l'histoire thérapeutique de cette source, et en a précisé les indications dans la *chloro-anémie* et dans l'*impaludisme chronique*.

Nous allons conserver cette division, et très brièvement, résumer en quelques lignes les résultats de notre observation clinique dans ces deux cas.

CHLORO-ANÉMIE

Les chlorotiques qui viennent à Vals y sont attirées à juste titre par la source Dominique. Sans nous laisser aller à un optimisme exagéré, il est certain que nous voyons très fréquemment ici les effets les plus frappants par leur efficacité et leur rapidité, du traitement par la Dominique, dans des cas de chlorose très accentuée.

La source Dominique est habituellement bien tolérée ; bon nombre de chlorotiques, avec leur hyperesthésie gastrique si bizarre, la préfèrent même aux eaux alcalines gazeuses. D'autres fois cependant, il faut, pour en faciliter la digestion, l'ordonner concurremment avec les eaux faibles.

Le bain de St-Louis (la composition de cette source est analogue à celle de la Dominique), par son effet sédatif et tonique, est un excellent adjuvant de la cure ; et la douche, pour combattre les symptômes nerveux, ne perd jamais ses droits.

IMPALUDISME CHRONIQUE

Mon père écrivait dans son *Traité des eaux minérales de Vals* (p. 319) : « Les doses de Dominique les plus fortes « qu'il soit humainement possible d'ingérer dans un jour, « sont impuissantes à guérir la fièvre intermittente en « action, la fièvre intermittente proprement dite, celle qui « paraît régulièrement, avec ses accès et ses stades arrê- « tés à l'avance. »

C'est aux accidents larvés, à ces phénomènes d'ordres si variés, qui se rattachent cependant nettement à des accidents paludéens antérieurs, et qui revêtent eux-mêmes du reste une certaine périodicité, que s'adresse le traitement par la Dominique. C'est surtout l'anémie paludéenne, même quand elle est arrivée à un très haut degré, qui est heureusement influencée, guérie même par la Dominique. Il y a certainement, dans cette action, quelque chose de spécifique : l'anémie chez les paludéens cède plus vite et plus définitivement que l'anémie simple, chlorotique, par exemple.

C'est à l'arsenic qu'elle contient que sont dues ces propriétés de la Dominique.

Dans bien des cas divers encore, cette source aide puissamment à l'efficacité de la cure. Peu de malades, on peut le dire, quittent la station sans en avoir fait plus ou moins usage ; ses propriétés reconstituantes sont si solidement établies, qu'on voit chaque année des habitués, vraiment fanatiques, venir lui demander un remède à leur débilitation : neurasthéniques, anémiques de tout ordre, en deviennent les fidèles clients, rendant ainsi hommage à l'efficacité de la médication dont elle est le précieux instrument.

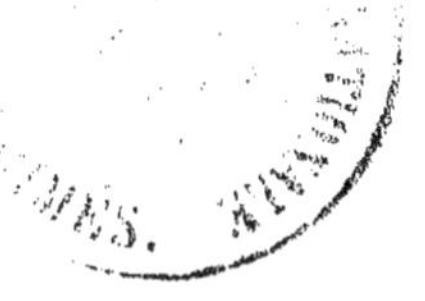

TABLE DES MATIÈRES